AF197817

Berufsverband der Hypnosetherapeuten

# Die Welt der Hypnose

**Wie das Unterbewusstsein unser Leben steuert**

**ⓣ tredition**

© 2025 Berufsverband der Hypnosetherapeuten e.V.
Umschlag, Illustration: Tredition GmbH
Lektorat: Antje Cleve, Andreas Ermertz, Sven Frank,
Clarissa Hildebrand, Virgilio Venezia

Druck und Distribution im Auftrag der Autoren:
tredition GmbH, Heinz-Beusen-Stieg 5,
D-22926 Ahrensburg

ISBN
Paperback      978-3-384-56154-1
Hardcover      978-3-384-56155-8

Das Werk, einschließlich seiner Teile, ist urheberrecht-
lich geschützt. Für die Inhalte sind die Autoren verant-
wortlich. Jede Verwertung ist ohne ihre Zustimmung
unzulässig. Die Publikation und Verbreitung erfolgen
im Auftrag der Autoren, zu erreichen unter: tredition
GmbH, Abteilung "Impressumservice", Heinz-Beusen-
Stieg 5, 22926 Ahrensburg, Deutschland.

Wenn du eine qualifizierte Hypnosetherapeutin oder einen qualifizierten Hypnosetherapeuten suchst, dann wende dich entweder an folgende Praxis

oder direkt an unseren Berufsverband:

https://www.hypnoseverband.com

# Inhaltsverzeichnis

**Teil 2: Hypnose im Alltag und in der Therapie**

4. **Hypnose zur persönlichen Veränderung**

   o Selbsthypnose: Anleitung und Techniken

   o Hypnose zur Stärkung von Selbstbewusstsein und Motivation

   o Negative Gedankenmuster auflösen

5. **Hypnose in der Medizin und Psychotherapie**

   o Behandlung von Ängsten und Phobien

   o Schmerzmanagement durch Hypnose

   o Hypnose bei Suchtbewältigung (Rauchen, Essstörungen, Alkohol)

6. **Hypnose zur Leistungssteigerung**

   o Sporthypnose: Mentale Stärke aufbauen

   o Konzentration und Lernfähigkeit verbessern

   o Kreativität durch Hypnose fördern

**Teil 3: Die Grenzen und Gefahren der Hypnose**

7. **Hypnose und Manipulation: Wahrheit oder Fiktion?**

   o Ist Hypnose gefährlich?

   o Hypnose in den Medien und Popkultur

   o Schutz vor ungewollten Suggestionen

# Einleitung

## Warum dieses Buch?

Hypnose fasziniert die Menschheit seit Jahrhunderten. Manche verbinden damit eine geheimnisvolle Kunst der Bewusstseinskontrolle, andere sehen sie als reine Show-Unterhaltung. Doch was steckt wirklich dahinter? Die moderne Wissenschaft zeigt, dass Hypnose ein machtvolles Werkzeug ist – nicht nur für Therapeuten, sondern für jeden, der sein eigenes Denken, Verhalten und Gefühlsleben bewusster steuern möchte.

Dieses Buch möchte mit Mythen aufräumen und einen fundierten Einblick in die Hypnose geben. Es zeigt, wie unser Unterbewusstsein unser Leben steuert, und erklärt, wie wir Hypnose nutzen können, um alte Denkmuster zu durchbrechen, dysfunktionale Glaubenssätze aufzulösen, Ängste zu überwinden und unser volles Potenzial zu entfalten.

## Hypnose: Mythos oder Wissenschaft?

Hypnose wurde lange als esoterische oder gar mystische Praxis angesehen. Doch zahlreiche wissenschaftliche Studien haben bewiesen, dass Hypnose reale, messbare Effekte auf das Gehirn und somit auf das Verhalten und den Körper hat. In der Medizin wird sie erfolgreich zur Schmerztherapie eingesetzt, in der Psychotherapie hilft sie bei Angststörungen, Süchten und Depressionen, und im Sport steigert sie Leistung und mentale Stärke.

Trotz dieser wissenschaftlichen Erkenntnisse halten sich viele Vorurteile hartnäckig:

- „Man verliert die Kontrolle über sich selbst."

- „Man kann dazu gebracht werden, Dinge gegen den eigenen Willen zu tun."

- „Nur schwache oder leichtgläubige Menschen sind hypnotisierbar."

Dieses Buch wird zeigen, warum all diese Annahmen falsch sind und was wirklich während einer Hypnose geschieht.

## Die verborgene Macht unseres Unterbewusstseins

Unser Bewusstsein ist wie die Spitze eines Eisbergs – nur ein kleiner Teil dessen, was wirklich in unserem Geist – unserem Gesamtbewusstsein - geschieht. Der Großteil unseres Denkens, Fühlens und Handelns wird unbewusst gesteuert. In diesem verborgenen Bereich liegen unsere Muster und Gewohnheiten, all unsere Emotionen wie Ängste und Scham etc., Erinnerungen und tief verankerten Glaubenssätze.

Hypnose bietet einen direkten Zugang zu diesem unbewussten Teil unseres Geistes. Sie ermöglicht uns, limitierende Überzeugungen zu hinterfragen, emotionale Blockaden zu lösen und neue, positive Denkmuster zu etablieren. Dadurch können wir nicht nur unsere Gedanken bewusst lenken, sondern unser Leben in eine gewünschte Richtung steuern.

Dieses Buch wird dir zeigen, wie das funktioniert – mit verständlichen Erklärungen, wissenschaftlichen Hintergründen und praktischen Anleitungen. Ob du Hypnose für Entspannung, Selbstbewusstsein, Heilung oder persönliche Weiterentwicklung nutzen möchtest, du wirst lernen, wie du die Kraft deines Unterbewusstseins gezielt für dich einsetzen kannst.

Bist du bereit, die Macht der Hypnose zu entdecken? Dann tauche ein in die Welt des Unterbewusstseins und finde heraus, wie du dein Denken, Fühlen und Handeln positiv beeinflussen kannst.

## Teil 1: Die Grundlagen der Hypnose

### Was ist Hypnose?

*Definition und Ursprung*

Hypnose ist ein natürlicher Bewusstseinszustand, in dem das Unterbewusstsein besonders empfänglich für Suggestionen ist. Sie wird oft als Trance beschrieben – ein Zustand tiefer Entspannung, in dem der kritische Verstand zurücktritt und das Unbewusste in den Vordergrund rückt.

Die Wurzeln der Hypnose reichen bis in die Antike zurück. Schon ägyptische Priester und griechische Heiler nutzten tranceähnliche Zustände zur Heilung. Der Begriff „Hypnose" stammt vom griechischen Wort *hypnos* (Schlaf), obwohl Hypnose keineswegs mit Schlaf gleichzusetzen ist. Im 18. Jahrhundert entwickelte der Arzt Franz Anton Mesmer die „magnetische Heilkunst", die als Vorläufer der modernen Hypnosetherapie gilt. Später prägten Forscher wie James Braid, Sigmund Freud, Milton Erickson und Dave Elman die Hypnose weiter und machten sie zu einer anerkannten therapeutischen Methode.

*Hypnose in der Geschichte*

- **Ägypten & Griechenland:** Tempelschlaf zur Heilung

- **18. Jahrhundert:** Franz Mesmers „tierischer Magnetismus"

- **19. Jahrhundert:** James Braid benennt Hypnose und erforscht sie wissenschaftlich

- **20. Jahrhundert:** Freud nutzt Hypnose zur Psychoanalyse

- **Moderne Hypnotherapie:** Milton Erickson entwickelt flexible, sprachbasierte Hypnosetechniken

*Moderne Hypnosetherapie*

Heute ist Hypnose eine etablierte Methode in Medizin und Psychologie. Sie wird u. a. zur Schmerztherapie, Behandlung von Ängsten und anderen belastenden Emotionen, Befreiung vom Konsum schädlicher Substanzen, wie Raucherentwöhnung und Leistungssteigerung eingesetzt. Hypnosetherapeuten nutzen gezielte Sprachmuster und Techniken, um positive Veränderungen im Denken und Verhalten zu bewirken.

## Wie funktioniert Hypnose?

*Bewusstes vs. unbewusstes Denken*

Unser Geist besteht aus zwei Hauptkomponenten:

- **Das Bewusstsein**: Der rationale, analytische Teil, der logische Entscheidungen trifft. Sitz des Kurzzeitgedächtnisses und unseres Willens.

- **Das Unterbewusstsein**: Der emotionale, automatische Teil, der Gewohnheiten, Erinnerungen und Überzeugungen speichert. Sitz des Lang-zeitgedächtnisses.

Hypnose wirkt, indem sie das kritische Bewusstsein umgeht und das Unterbewusstsein direkt anspricht.

*Die Rolle der Suggestion*

Suggestionen sind zentrale Werkzeuge der Hypnose. Sie beeinflussen Gedanken, Gefühle und Wahrneh-mungen. Beispiele für hypnotische Suggestionen sind:

- „Du fühlst dich tief entspannt und ruhig."

- „Jedes Mal, wenn du tief einatmest, wird dein Selbstvertrauen stärker."

- „Dein Körper wird leichter und schwebend."

Durch die hohe Empfänglichkeit in der Trance können solche Suggestionen nachhaltige Veränderungen be-wirken. Wurden vorher die blockierenden Emotionen aufgelöst und zum Positiven verändert wurden, wirken die Suggestionen besonders nachhaltig.

*Der Trancezustand: Was passiert im Gehirn?*

In der Hypnose verändert sich die Gehirnaktivität messbar:

- **Erhöhte Aktivität in der rechten Gehirnhälfte** (kreatives Denken)

- **Reduzierte Aktivität im präfrontalen Kortex** (kritisches Denken)

- **Verstärkte Verbindung zwischen Emotionen und Vorstellungskraft**

Dadurch können Menschen tiefere Einsichten gewinnen, Ängste und andere belastende Emotionen überwinden und neue Denkmuster entwickeln.

## Die Wissenschaft hinter der Hypnose

*Neurologische und psychologische Erklärungen*

Moderne bildgebende Verfahren wie fMRT zeigen, dass Hypnose eine reale, messbare Wirkung auf das Gehirn hat. Wissenschaftler haben festgestellt, dass Hypnose:

- Schmerzwahrnehmung beeinflussen kann

- Stresshormone senkt

- Das Immunsystem stärkt

- Die Gedächtnisleistung und Konzentration verbessern kann

*Studien zur Wirksamkeit*

Zahlreiche wissenschaftliche Studien belegen die Wirksamkeit der Hypnose:

- **Schmerztherapie:** Hypnose reduziert Schmerzen bei chronischen Erkrankungen.

- **Psychotherapie:** Hypnose hilft bei Angststörungen, Phobien und Depressionen.

- **Suchttherapie:** Hypnose unterstützt die Raucherentwöhnung und Gewichtsreduktion.

- **Sport & Leistung:** Hypnose steigert die mentale Stärke und Fokussierung und kann erlittene Traumen in diesem Bereich bearbeiten.

*Placebo-Effekt vs. echte Hypnose*

Ein häufiger Mythos ist, dass Hypnose nur auf den Placebo-Effekt beruht. Tatsächlich zeigen Studien, dass hypnotische Effekte auch dann auftreten, wenn Menschen nicht an Hypnose „glauben". Das Gehirn reagiert aktiv auf Suggestionen – kann jedoch auch Suggestionen ablehnen, wenn sie gegen ethische oder moralische Wertvorstellungen verstoßen.

Hypnose ist keine Magie, sondern eine wissenschaftlich fundierte Methode zur Kommunikation mit dem des Unterbewusstseins. Sie basiert auf nachweisbaren neurologischen Mechanismen und kann tiefgreifende Veränderungen bewirken. Nachdem du nun die Grundlagen kennst, geht es im nächsten Teil darum, wie du Hypnose gezielt zur persönlichen Veränderung und therapeutischen Zwecken nutzen kannst.

# Teil 2: Hypnose im Alltag und in der Therapie

## Hypnose zur persönlichen Veränderung

*Selbsthypnose: Anleitung und Techniken*

Selbsthypnose ist eine Methode, mit der du gezielt dein Unterbewusstsein beeinflussen kannst, um Gewohnheiten zu ändern, Ängste und andere belastende Emotionen zu überwinden oder deine mentale Stärke zu verbessern. Die Grundschritte sind:

1. **Ein ruhiger Ort:** Wähle eine entspannte Umgebung ohne Ablenkungen.

2. **Atementspannung:** Atme tief ein und aus, um in einen entspannten Zustand zu gelangen.

3. **Fokus auf Suggestionen:** Wiederhole gezielt positive Aussagen wie „Ich bin ruhig und selbstbewusst."

4. **Visualisierung:** Stelle dir vor, wie dein gewünschtes Ziel bereits erreicht ist.

5. **Sanfte Rückkehr:** Beende die Hypnose langsam, indem du dich wieder auf die Umgebung konzentrierst.

*Hypnose zur Stärkung von Selbstbewusstsein und Motivation*

Hypnose kann helfen, einschränkende Selbstzweifel abzubauen und ein starkes Selbstbild aufzubauen. Effektive Suggestionen sind:

- „Ich bin wertvoll und selbstbewusst."

- „Ich treffe Entscheidungen mit Klarheit und Vertrauen."

- „Ich bin bereit, meine Ziele zu erreichen."

Durch regelmäßige Selbsthypnose können alte, einschränkende Denkmuster durch neue, positive Überzeugungen ersetzt werden.

*Negative Gedankenmuster auflösen*

Viele Menschen kämpfen mit negativen Überzeugungen wie „Ich bin nicht gut genug" oder „Ich kann das nicht". Hypnose ermöglicht den Zugang zu diesen tief verankerten Glaubenssätzen und deren Umprogrammierung. Techniken wie Regression (zurück zur Ursache eines Problems) oder Umdeutung (Reframing) helfen dabei, belastende Erfahrungen neu zu bewerten.

**Hypnose in der Medizin und Psychotherapie**

*Behandlung von Ängsten und Phobien*

Hypnose wird erfolgreich zur Behandlung von Angststörungen eingesetzt. Durch gezielte Suggestionen kann das Unterbewusstsein lernen, angstbesetzte Situationen neu zu interpretieren. Methoden wie:

- **Systematische Desensibilisierung:** Die betroffene Person stellt sich ihre Angst in Hypnose vor, während sie gleichzeitig entspannt bleibt.

- **Ursachenforschung:** Regressionstechnik zur Identifikation der ursprünglichen Angstauslöser.

Beispiel: Jemand mit Flugangst kann durch Hypnose herausfinden, woher die empfunden körperlichen Symptome tatsächlich kommen (z.B. Kontrollverlust) und sie so auflösen.

*Schmerzmanagement durch Hypnose*

Hypnose wird seit Jahrzehnten zur Schmerztherapie genutzt. Sie hilft insbesondere bei:

- **Chronischen Schmerzen** (z. B. Migräne, Fibromyalgie)

- **Postoperativen Schmerzen**

- **Geburtsvorbereitung** (Hypnobirthing)

Studien zeigen, wie bereits erwähnt, dass Hypnose die Schmerzwahrnehmung im Gehirn aktiv beeinflusst und das Schmerzempfinden reduziert.

*Hypnose bei Suchtbewältigung (Rauchen, Essstörungen, Alkohol und anderem schädlichen Konsum von Substanzen)*

Hypnose kann helfen, schädliche Verhaltensmuster zu durchbrechen, indem sie das Unterbewusstsein neu programmiert. Wichtige Techniken sind:

- **Aversionstechnik:** Eine unerwünschte Gewohnheit (z. B. Rauchen) wird mit einem negativen Gefühl (z. B. Übelkeit) verknüpft.

- **Positive Verankerung:** Der Fokus wird auf das gewünschte Verhalten gelegt (z. B. „Ich atme frei und gesund" statt „Ich will nicht rauchen").

- **Regressionstechnik, Hypnoanalyse**

Die Erfolgsquote von Hypnose zur Raucherentwöhnung ist in vielen Studien höher als bei herkömmlichen Methoden.

## Hypnose zur Leistungssteigerung

*Sporthypnose: Mentale Stärke aufbauen*

Viele Spitzensportler nutzen Hypnose zur Leistungsoptimierung. Sie hilft bei:

- **Konzentration und Fokus:** Eliminierung störender Gedanken vor Wettkämpfen.

- **Emotionale Aufarbeitung von vorausgegangenen Verletzungen, die mental von blockierten**

- **Motivation:** Verstärkung des inneren Antriebs.

- **Körperlicher Entspannung:** Förderung der Regeneration.

Jede Vorstellung führt zu einer körperlichen Veränderung!

Ein Beispiel ist die Visualisierung von Erfolgsszenarien, wodurch das Gehirn das gewünschte Verhalten als bereits erlebt speichert.

*Konzentration und Lernfähigkeit verbessern*

Hypnose kann helfen, Lernblockaden zu überwinden und die Gedächtnisleistung zu steigern. Techniken wie:

- **Superlearning:** Der Lernstoff wird in Trance mit positiven Emotionen verknüpft.

- **Selbsthypnose für Fokus:** Vor Prüfungen oder schwierigen Aufgaben wird ein entspannter, konzentrierter Zustand erzeugt.

*Kreativität durch Hypnose fördern*

Viele Künstler und Autoren nutzen Hypnose zur Steigerung ihrer Kreativität. Durch Hypnose kann der bewusste Verstand zurücktreten, sodass das kreative Potenzial des Unterbewusstseins frei fließen kann. Techniken wie „Freies Assoziieren" oder „Tagträumen in Trance" helfen dabei, neue Ideen zu generieren.

Hypnose ist weit mehr als nur eine Technik zur Entspannung – sie ist ein mächtiges Werkzeug zur persönlichen Entwicklung und medizinischen Anwendung. Egal, ob du deine Ängste überwinden, deine Leistung steigern oder deine Gesundheit fördern möchtest: Hypnose bietet zahlreiche Möglichkeiten, dein Unterbewusstsein gezielt zu nutzen.

Im nächsten Teil des Buches werfen wir einen Blick auf die Grenzen und ethischen Aspekte der Hypnose sowie auf mögliche Risiken und Missverständnisse.

## Teil 3: Die Grenzen und Gefahren der Hypnose

### Hypnose und Manipulation – Wahrheit oder Fiktion?

*Ist Hypnose gefährlich?*

Eine der größten Ängste vieler Menschen ist, dass sie während einer Hypnose die Kontrolle verlieren oder gegen ihren Willen manipuliert werden können. Doch entgegen weit verbreiteter Mythen behält eine hypnotisierte Person immer einen gewissen Grad an Kontrolle.

- **Fakt:** Niemand kann in Hypnose gezwungen werden, etwas gegen seinen Willen zu tun.

- **Fakt:** Hypnose verstärkt bestehende Überzeugungen, kann aber keine völlig neuen Verhaltensweisen erzwingen.

- **Fakt:** Man bleibt jederzeit ansprechbar und kann die Hypnose bewusst beenden.

Allerdings gibt es unseriöse Hypnotiseure, die ihre Macht bei Menschen mit labiler Psyche oder dem Hang zur Abhängigkeit missbrauchen können. Deshalb ist es wichtig, sich nur erfahrenen und ethisch handelnden Hypnosetherapeuten anzuvertrauen, so wie den Mitgliedern unseres Berufsverbandes, die sich einem ethischen Codex zum Wohle des Klienten und zu regelmäßiger Weiterbildung verpflichtet haben.

*Hypnose in den Medien und Popkultur*

Filme, Bücher und TV-Shows haben ein verzerrtes Bild von Hypnose gezeichnet. Beispiele für häufige Mythen:

- **Showhypnose:** Menschen tun scheinbar absurde Dinge auf der Bühne. Doch sie haben diesen Handlungen vorher (bewusst oder unbewusst) zugestimmt.

- **Kriminalfälle:** Hypnose wird oft als eine Art „Gehirnwäsche" dargestellt – tatsächlich kann sie keine völlig neuen Gedanken oder Erinnerungen einpflanzen. Hypnose ist also kein Wahrheitsserum; es können Dinge verschwiegen oder auch gelogen werden.

- **Vergangene Leben & Rückführungen:** Auch wenn einige Hypnosetherapeuten Rückführungen anbieten, gibt es keine wissenschaftlichen Beweise für deren Echtheit.

*Schutz vor ungewollten Suggestionen*

Manchmal kann es passieren, dass negative Suggestionen unbeabsichtigt während einer Hypnose entstehen. Beispielsweise kann eine schlecht formulierte Suggestion wie „Du wirst nie wieder Süßigkeiten essen" als zu absolut empfunden werden und ein Gefühl des Verzichts hervorrufen.

Daher ist es wichtig:

- **Nur positive Suggestionen zu verwenden:** „Du genießt gesunde Ernährung und fühlst dich gut damit."

- **Sich selbst zu schützen:** Wenn du das Gefühl hast, dass eine Suggestion nicht gut für dich ist, kannst du sie in Hypnose bewusst ablehnen.

- **Vertrauen zum Hypnotiseur:** Wähle nur zertifizierte Fachkräfte mit nachgewiesener Erfahrung. Höre ebenso auf deine Intuition, denn die Chemie zwischen euch muss stimmen.

### Ethische Aspekte der Hypnose

*Verantwortung von Hypnotiseuren*

Jeder, der Hypnose anwendet – ob therapeutisch oder privat –, trägt eine große Verantwortung. Hypnose kann tiefe emotionale Prozesse auslösen, daher sollten Hypnotiseure:

- **Nur mit Einwilligung arbeiten:** Niemand sollte ohne Wissen oder Zustimmung hypnotisiert werden.

- **Keine falschen Versprechungen machen:** Hypnose ist kein Wundermittel und ersetzt keine medizinische Behandlung.

- **Grenzen respektieren:** Nicht jeder ist für Hypnose geeignet – Menschen mit schweren psychischen Erkrankungen benötigen ärztliche Betreuung.

*Grenzen therapeutischer Hypnose*

Obwohl Hypnose in vielen Bereichen sehr effektiv ist, gibt es klare Grenzen:

- **Hypnose kann keine organischen Krankheiten heilen**, sondern nur Symptome lindern und den Umgang mit einer Krankheit positiv beeinflussen.

- **Hypnose ersetzt keine Psychotherapie bei schweren Störungen** wie Schizophrenie oder bipolaren Erkrankungen.

- **Hypnose wirkt nicht bei jedem Menschen gleich gut**, da Suggestibilität individuell unterschiedlich ist.

*Selbstbestimmung und Hypnose*

Hypnose sollte immer ein Mittel zur **Selbstermächtigung** sein – sie soll Menschen helfen, ihre eigenen Ressourcen zu nutzen und ihr Leben positiv zu gestalten. Sie sollte niemals zur Kontrolle oder Manipulation leicht beeinflussbarer Menschen missbraucht werden.

Ein verantwortungsvoller Umgang mit Hypnose bedeutet, dass:

- Jeder Mensch selbst entscheidet, welche Suggestionen er annimmt oder ablehnt.

- Hypnose als Werkzeug für persönliche Weiterentwicklung genutzt wird.

- Die Würde und Autonomie der hypnotisierten Person immer gewahrt bleibt.

Hypnose ist eine faszinierende Methode, aber sie hat klare Grenzen. Während sie als therapeutisches Werkzeug große Vorteile bietet, ist sie kein Allheilmittel und kann keine grundlegend neuen Werte oder Überzeugungen erzwingen. Unseriöse Hypnotiseure und falsche Vorstellungen aus den Medien haben das Bild der Hypnose verzerrt – umso wichtiger ist es, sich gut zu informieren und einen verantwortungsvollen Umgang damit zu pflegen.

Im nächsten Teil des Buches geht es um praktische Übungen und Techniken, mit denen du Hypnose selbst erleben und für dich nutzen kannst.

# Teil 4: Praktische Übungen und Anleitungen

## Hypnose selbst erleben – Erste Schritte

*Einführung in die Selbsthypnose*

Selbsthypnose ist eine kraftvolle Technik, um das eigene Unterbewusstsein gezielt zu beeinflussen. Sie kann dir helfen, Stress abzubauen, deine Motivation zu steigern oder negative Gedankenmuster zu verändern.

**Grundlegende Schritte zur Selbsthypnose:**

1. **Eine ruhige Umgebung schaffen**

   o Finde einen bequemen, störungsfreien Ort.

   o Schalte dein Handy aus und dimme das Licht.

2. **Eine entspannte Position einnehmen**

   o Setze oder lege dich bequem hin.

   o Atme tief ein und aus, um zur Ruhe zu kommen.

3. **In den hypnotischen Zustand eintreten**

   o Schließe die Augen und konzentriere dich auf deine Atmung.

   o Wiederhole innerlich beruhigende Sätze wie: „Ich entspanne mich mit jedem Atemzug."

- o Zähle langsam von 10 bis 1 und stelle dir vor, wie du mit jeder Zahl tiefer entspannst.

4. **Gezielte Suggestionen einbauen**

- o Formuliere positive Affirmationen wie:

  - „Ich bin selbstbewusst und gelassen."

  - „Ich lasse Sorgen los und fühle mich entspannt."

- o Wiederhole diese Sätze mehrmals, bis sie sich in deinem Unterbewusstsein verankern.

5. **Sanfte Rückkehr in den Wachzustand**

- o Zähle langsam von 1 bis 5.

- o Bewege leicht deine Finger und Füße.

- o Öffne die Augen und kehre ins Hier und Jetzt zurück.

Regelmäßige Anwendung verstärkt die Wirkung der Selbsthypnose.

## Vertiefende Techniken für Fortgeschrittene

*Anker-Techniken für schnelle Veränderung*

Ein hypnotischer Anker ist ein bestimmtes Wort, eine Geste oder ein Bild, das mit einer gewünschten Emotion oder einem Zustand verknüpft wird.

### So setzt du einen hypnotischen Anker:

1. **Versetze dich in den gewünschten Zustand** (z. B. Entspannung, Selbstvertrauen).

2. **Verknüpfe diesen Zustand mit einer Geste oder einem Wort** (z. B. „Gelassenheit" flüstern oder die Hand auf das Herz legen).

3. **Wiederhole diesen Vorgang mehrmals**, um die Verbindung zu festigen.

4. **Aktiviere den Anker im Alltag**, wenn du den gewünschten Zustand brauchst.

*Regression und Rückführung*

Regressionstechniken werden genutzt, um belastende Erfahrungen aus der Vergangenheit bewusst zu machen, emotional zu verarbeiten und neu zu interpretieren.

### Schritt-für-Schritt-Anleitung für eine sanfte Regression:

1. **In Trance gehen:** Entspanne dich tief und stelle dir eine Treppe vor, die nach unten führt.

2. **Ein bestimmtes Ereignis aus der Vergangenheit ansteuern:** Erlaube deinem Unterbewusstsein, dir eine Erinnerung zu zeigen, die relevant ist.

3. **Die Situation neu bewerten:** Betrachte sie aus einer neutralen Perspektive – welche Erkenntnisse kannst du gewinnen?

4. **Positive Suggestionen einbauen:** „Ich lasse diese Erfahrung los und gehe gestärkt daraus hervor."

5. **Zurückkehren in die Gegenwart:** Stelle dir vor, wie du sanft zurück ins Hier und Jetzt kommst.

Regression ist eine fortgeschrittene Technik, die am besten unter Anleitung eines erfahrenen Hypnosetherapeuten praktiziert wird.

*Hypnose zur Schlafverbesserung*

Viele Menschen leiden unter Schlafproblemen. Hypnose kann helfen, schneller einzuschlafen und besser durchzuschlafen.

**Einfache Selbsthypnose für besseren Schlaf:**

- **Vor dem Einschlafen:** Setze dich entspannt hin und atme tief ein und aus.

- **Sanfte Suggestionen:** Wiederhole innerlich: „Mit jedem Atemzug werde ich ruhiger und müder."

- **Visualisierung:** Stelle dir vor, wie eine warme Welle der Entspannung deinen Körper durchflutet.

- **Schrittweise tiefer sinken:** Zähle langsam von 10 bis 1 und lasse dich in die Schwere des Bettes sinken.

Regelmäßige Anwendung dieser Technik kann deine Schlafqualität deutlich verbessern.

## 100 überzeugende Gründe für eine Hypnose

Hypnose kann in vielen Lebensbereichen hilfreich sein. Zu den klassischen Indikationen gehören unter anderem:

## 1. ADHS bei Erwachsenen

**Was ist das?**
ADHS (Aufmerksamkeitsdefizit-/Hyperaktivitätsstörung) äußert sich bei Erwachsenen oft in Konzentrationsstörungen, innerer Unruhe, Impulsivität, Vergesslichkeit, emotionaler Reizbarkeit und Organisationsproblemen.

**Wie hilft Hypnose?**
Hypnose kann helfen, das Nervensystem zu beruhigen und die Selbstregulation zu verbessern. In Trance wird der Fokus geschärft, innere Ruhe gestärkt und neue Denk- und Handlungsmuster etabliert. Suggestionen fördern strukturierte Abläufe und stärken das Selbstvertrauen im Umgang mit den eigenen Herausforderungen. Besonders wirkungsvoll ist die Arbeit mit inneren Bildern, die Klarheit, Zentrierung und Zielorientierung vermitteln.

## 2. Akute Stressreaktionen

**Was ist das?**
Nach einem belastenden Ereignis – wie ein Unfall, Verlust oder Schock – kann es zu intensiven emotionalen und körperlichen Reaktionen kommen: Herzklopfen, Nervosität, Schlaflosigkeit, Flashbacks oder Reizbarkeit.

**Wie hilft Hypnose?**
Hypnose bietet eine sofortige Möglichkeit zur Tiefenentspannung und inneren Beruhigung. Der Trancezustand hilft, das Erlebte sanft zu verarbeiten und die emotionale Anspannung zu lösen. In der Hypnose können sichere innere Orte aufgebaut werden, die Schutz und Stabilität vermitteln. Der Körper wird aus dem Alarmzustand zurück in die Balance geführt.

## 3. Allergien

**Was ist das?**
Bei einer Allergie reagiert das Immunsystem überempfindlich auf eigentlich harmlose Stoffe wie Pollen, Staub oder bestimmte Nahrungsmittel. Stress und emotionale Belastung können die Symptome verstärken.

## Wie hilft Hypnose?

Hypnose kann auf psychosomatische Auslöser wirken, das Nervensystem beruhigen und die körpereigene Reaktion modulieren. Suggestionen stärken das Gefühl von Sicherheit im Kontakt mit dem Allergen, und durch Visualisierungstechniken kann das Immunsystem symbolisch „umprogrammiert" werden. Auch emotionale Hintergründe (z. B. unterdrückte Wut oder Konflikte) können bearbeitet werden, um den Gesamtzustand zu harmonisieren.

## 4. Alpträume

### Was ist das?

Wiederkehrende oder besonders belastende Träume können auf unbewältigten Stress, Ängste oder Traumata hinweisen. Sie stören die Schlafqualität und belasten die Psyche auch tagsüber.

### Wie hilft Hypnose?

Hypnose ermöglicht einen direkten Zugang zu den unbewussten Ursachen der Alpträume. In Trance können wiederkehrende Traummotive verstanden und umgedeutet werden. Es ist möglich, Träume im sicheren Rahmen „neu zu schreiben" (Re-Scripting), sodass angstauslösende Elemente transformiert werden. Zudem wird durch Hypnose der Schlaf beruhigt und die Einschlafphase harmonisiert.

## 5. Angst vor Ablehnung

**Was ist das?**
Diese Form der sozialen Angst ist oft mit niedrigem
Selbstwertgefühl und der ständigen Sorge verbunden,
nicht gut genug zu sein oder von anderen nicht aner-
kannt zu werden.

**Wie hilft Hypnose?**
Hypnose arbeitet mit dem inneren Kritiker, alten Glaubenssätzen („Ich bin nicht liebenswert") und emotionalen Erfahrungen aus der Vergangenheit. In Trance
kann das Selbstbild neu aufgebaut werden – durch positive Suggestionen, Rückführungen zur Ursache und
die Aktivierung des „inneren Erwachsenen", der mit
mehr Selbstannahme und Stärke reagieren kann.

## 6. Angststörungen

**Was ist das?**
Angststörungen sind übermäßige, oft unbegründete
Ängste, die den Alltag massiv beeinträchtigen können
(z. B. generalisierte Angst, soziale Phobie, Panikstö-
rung).

## Wie hilft Hypnose?

In der Hypnose wird das Nervensystem in einen Zustand tiefer Entspannung versetzt, wodurch der Teufelskreis aus Angst und Körpersymptomen durchbrochen werden kann. Hypnotische Arbeit kann helfen, die Auslöser zu identifizieren und neu zu bewerten. Suggestionen von Sicherheit, Ruhe und Selbstkontrolle wirken tief im Unterbewusstsein. Imaginationstechniken wie die „inneren Schutzräume" oder das Visualisieren angstfreier Situationen gehören zum Repertoire.

## 7. Anpassungsstörungen

### Was ist das?

Menschen mit Anpassungsstörungen erleben in Folge einer Veränderung (z. B. Trennung, Jobverlust, Umzug) übermäßigen Stress, depressive Symptome oder Ängste.

### Wie hilft Hypnose?

Hypnose hilft, innere Stabilität wiederherzustellen, emotionale Reaktionen zu verarbeiten und neue Perspektiven zu entwickeln. Die Arbeit mit dem „zukünftigen Ich", das die Situation bereits bewältigt hat, kann Mut machen und Handlungssicherheit vermitteln. Suggestionen fördern Zuversicht und Selbstwirksamkeit.

## 8. Arbeitsblockaden

**Was ist das?**
Oft haben Betroffene das Gefühl, trotz Motivation innerlich blockiert zu sein, nicht anfangen oder sich nicht konzentrieren zu können.

**Wie hilft Hypnose?**
Hypnose kann unbewusste Widerstände oder Ängste (z. B. Versagensangst, Perfektionismus) sichtbar machen und lösen. Der Trancezustand bietet Zugang zu inneren Ressourcen, fördert Kreativität und hilft, Zielbilder zu verankern. Nach der Sitzung berichten viele von gesteigerter Klarheit und neuer Motivation.

## 9. Asthma (psychosomatisch beeinflusst)

**Was ist das?**
Asthma ist eine chronisch-entzündliche Erkrankung der Atemwege, deren Symptome durch Stress, Angst oder emotionale Belastung verstärkt werden können.

**Wie hilft Hypnose?**
Durch Atemtechniken und Suggestionen kann Hypnose die Atmung beruhigen und die Anfälligkeit für Anfälle reduzieren. Hypnose unterstützt das Loslassen

von innerem Druck, fördert die Körperwahrnehmung und kann emotionale Konflikte aufdecken, die mit der Atemproblematik verknüpft sind.

## 10. Auftrittsangst

**Was ist das?**
Die Angst, vor anderen zu sprechen oder aufzutreten, ist eine häufige Form der sozialen Phobie – oft begleitet von Zittern, Herzklopfen, Blackouts oder Vermeidungsverhalten.

**Wie hilft Hypnose?**
Hypnose hilft, das Unterbewusstsein positiv auf die Situation vorzubereiten und die ursprünglich ängstigenden Gefühle aufgelöst werden. In Trance wird die Auftrittssituation mental durchgespielt – allerdings in einer sicheren, erfolgreichen Version. Suggestionen von Souveränität, Klarheit und Gelassenheit werden verankert. Ein innerer „Anker" für Ruhe kann etabliert werden, der vor dem echten Auftritt abgerufen werden kann. In der analytischen Ursprungsarbeit kann

## 11. Autogenes Training vertiefen

**Was ist das?**
Autogenes Training ist ein Entspannungsverfahren,
das auf Autosuggestion beruht. Manche Menschen haben Schwierigkeiten, sich darauf einzulassen oder tiefer in den Zustand zu gelangen.

**Wie hilft Hypnose?**
Hypnose kann die Wirkung des Autogenen Trainings
intensivieren, indem sie die Suggestibilität erhöht und
Zugang zu tieferen Entspannungsebenen ermöglicht.
Die Trance hilft, schneller in einen meditativen Zustand zu gelangen, was die Wirkung der Formeln
(„Mein Arm ist ganz schwer…") verstärkt. Hypnose
kann zusätzlich individuelle Suggestionen einbauen,
die gezielt auf Bedürfnisse oder Beschwerden ausgerichtet sind.

---

## 12. Beziehungsprobleme

**Was ist das?**
In Beziehungen können alte Muster, emotionale Verletzungen und ungelöste Konflikte zu Belastungen
führen. Häufig geht es um Kommunikation, Vertrauen
oder Selbstwert.

**Wie hilft Hypnose?**
Hypnose bietet einen geschützten Raum zur Reflexion unbewusster Beziehungsdynamiken. Die Arbeit mit inneren Anteilen (z. B. dem verletzten inneren Kind) oder vergangene Erfahrungen kann emotionale Heilung ermöglichen. Suggestionen stärken Selbstannahme und ermöglichen neue Reaktionsmuster. Auch das Verarbeiten vergangener Beziehungserfahrungen und das Lösen von Bindungsängsten sind zentrale Themen in der Hypnosearbeit.

## 13. Blockadenlösung (emotional oder mental)

**Was ist das?**
Innere Blockaden äußern sich z. B. als Antriebslosigkeit, ständiges Aufschieben oder unerklärlicher Widerstand gegen gewünschte Veränderungen.

**Wie hilft Hypnose?**
In Trance lassen sich unbewusste Widerstände leichter erkennen und transformieren. Oft zeigen sich symbolische Bilder oder Gefühle, die den Ursprung der Blockade aufdecken. Hypnose bietet Methoden wie das „innere Gespräch", Rückführungen oder Ressourcenarbeit, um die Blockade sanft aufzulösen und neue Energie freizusetzen.

## 14. Burnout

**Was ist das?**
Ein Zustand emotionaler, geistiger und körperlicher
Erschöpfung, oft verbunden mit dem Gefühl, innerlich
„ausgebrannt" zu sein – häufig durch chronische
Überforderung.

**Wie hilft Hypnose?**
Hypnose bietet tiefgreifende Regeneration für Körper
und Geist. In der Trance kann der Mensch sich wieder
mit seiner inneren Kraftquelle verbinden. Der Zugang
zu Bedürfnissen, Grenzen und inneren Ressourcen
wird gestärkt. Suggestionen fördern Entschleunigung,
Selbstfürsorge und helfen, wieder klare Prioritäten zu
setzen. Auch psychosomatische Symptome wie Schlaf-
probleme, Verspannungen oder Reizdarm lassen sich
begleitend lindern.

---

## 15. Chronische Schmerzen

**Was ist das?**
Anhaltende Schmerzen (z. B. Rücken, Gelenke, Fibro-
myalgie) ohne ausreichende organische Ursache. Die
Schmerzverarbeitung im Gehirn ist häufig verändert.

**Wie hilft Hypnose?**
Hypnose beeinflusst direkt die Schmerzwahrnehmung

im Gehirn. In Trance kann der Fokus vom Schmerz weggelenkt und das subjektive Schmerzempfinden reduziert werden. Techniken wie „Schmerzreise", „Farben des Schmerzes" oder der Aufbau eines „Schmerzaus-Schalters" haben sich bewährt. Auch emotionale Belastungen, die den Schmerz verstärken, können erkannt und verarbeitet werden.

## 16. Depressive Verstimmungen

**Was ist das?**
Eine leichtere Form der Depression – gekennzeichnet durch Antriebslosigkeit, Hoffnungslosigkeit, innere Leere oder Niedergeschlagenheit.

**Wie hilft Hypnose?**
In der Hypnose werden positive Erinnerungen, innere Ressourcen und motivierende Zukunftsbilder aktiviert. Der Zugang zu Freude, Selbstwert und Handlungskraft wird gestärkt. Auch negative Glaubenssätze wie „Ich bin nichts wert" können erkannt, emotional aufgearbeitet und ersetzt werden. Wichtig ist die behutsame Arbeit mit dem Unterbewusstsein – ohne Druck, aber mit Orientierung auf Stärkung und Lebensenergie.

## 17. Eifersucht

**Was ist das?**
Ein tiefsitzendes Gefühl der Angst, den geliebten Menschen zu verlieren – oft irrational und aus früheren Erfahrungen gespeist.

**Wie hilft Hypnose?**
Hypnose kann die zugrunde liegenden Ängste und Erlebnisse aufdecken, z. B. alte Verlusterfahrungen oder Bindungstraumata. In Trance wird das Selbstwertgefühl gestärkt und ein Gefühl von innerer Sicherheit aufgebaut. Die Perspektive auf Beziehung und Vertrauen kann sich dadurch positiv verändern.

## 18. Emotionale Abhängigkeit

**Was ist das?**
Ein starkes Bedürfnis nach Bestätigung und Nähe, das oft zu übermäßiger Anpassung, Verlustangst und Selbstaufgabe führt.

**Wie hilft Hypnose?**
Hypnose unterstützt dabei, emotionale Eigenständigkeit zu entwickeln. In Trance kann das innere „Leeregefühl" bearbeitet und mit Selbstliebe und innerer Stabilität gefüllt werden. Es wird möglich, sich selbst als Quelle von Sicherheit und Anerkennung zu erleben –

ein zentraler Schritt zur gesunden Abgrenzung in Beziehungen.

## 19. Entscheidungsschwierigkeiten

**Was ist das?**
Menschen, die sich schwertun, Entscheidungen zu treffen, erleben oft Grübelschleifen, Angst vor Fehlern oder Perfektionismus.

**Wie hilft Hypnose?**
Hypnose klärt innere Ambivalenzen und stärkt das Vertrauen in die eigene Intuition. In Trance kann der Kontakt zum „inneren Ratgeber" aufgenommen werden, der bei der Entscheidungsfindung unterstützt. Die intuitive Ebene wird gestärkt, sodass Entscheidungen nicht nur rational, sondern auch emotional stimmig getroffen werden können.

## 20. Essstörungen (z. B. emotionales Essen, Heißhunger, unkontrolliertes Essen)

**Was ist das?**
Ein gestörtes Verhältnis zu Essen, oft verbunden mit
emotionaler Regulation über Nahrung.

**Wie hilft Hypnose?**
Hypnose kann emotionale Ursachen (z. B. Stress,
Selbstwertprobleme, Kontrolle) bearbeiten und neue
gesunde Strategien im Umgang mit Gefühlen etablieren. In der Trance kann das Essverhalten „neu programmiert" werden – etwa durch das Verankern von
Sättigungsgefühl, das Ersetzen von Heißhunger mit
Entspannung oder das Bilden eines stärkenden Kör-
perbewusstseins. Auch die Identität als „gesunder,
achtsamer Mensch" kann in der Hypnose entwickelt
werden.

## 21. Familienkonflikte (emotionaler Umgang)

**Was ist das?**
Konflikte innerhalb der Familie – mit Eltern, Ge-
schwistern, Partnern oder Kindern – sind oft tief emotional verwurzelt und durch alte Muster geprägt.

**Wie hilft Hypnose?**
Hypnose ermöglicht eine intensive Auseinandersetzung mit den eigenen Gefühlen, Rollen und inneren
Anteilen. In Trance können familiäre Situationen aus
einer neuen Perspektive betrachtet werden – oft mit

überraschenden Einsichten. Vergebung, Selbstklärung und Abgrenzung werden durch Suggestionen und symbolische Bilder gefördert. Besonders hilfreich ist die Arbeit mit dem inneren Kind oder das Lösen von generationsübergreifenden Mustern.

## 22. Flugangst

### Was ist das?
Eine spezifische Phobie, die mit Kontrollverlust, dem Gefühl des Ausgeliefertseins, Höhenangst oder Katastrophenvorstellungen verbunden ist.

### Wie hilft Hypnose?
In Trance kann der Flug symbolisch sicher und entspannt durchlebt werden. Hypnose hilft, das Unterbewusstsein auf die Realität eines sicheren Fluges zu programmieren, beruhigt das Nervensystem und ersetzt Angst durch Vertrauen. Oft werden Ankertechniken eingebaut, die auch während des tatsächlichen Flugs für Ruhe sorgen (z. B. Atemfokus, Entspannung beim Anschnallen, innere Sicherheitsbilder).

## 23. Geburtsvorbereitung

**Was ist das?**
Ein Konzept zur angstfreien, bewussten Geburt mit der Hilfe von Selbsthypnose und positiver innerer Ausrichtung.

**Wie hilft Hypnose?**
Hypnose reduziert die Angst vor der Geburt, stärkt das Vertrauen in den Körper und in den natürlichen Geburtsverlauf. Frauen lernen, während der Wehen in Trance zu bleiben, mit dem Schmerz zu arbeiten statt dagegen anzukämpfen, und die Geburt aktiv mitzugestalten. Suggestionen wie „Mein Körper öffnet sich mit jedem Atemzug" oder „Ich bleibe ruhig und verbunden" fördern einen positiven Geburtsprozess.

## 24. Gedankenkreisen / Grübeln

**Was ist das?**
Dauerhaft kreisende, oft belastende Gedanken, die sich schwer abschalten lassen – typisch bei Sorgen, Ängsten oder Entscheidungsschwierigkeiten.

**Wie hilft Hypnose?**
Hypnose beruhigt den überaktiven Verstand und schafft einen Zugang zur tieferen Ebene des Vertrauens. In Trance lassen sich die gedanklichen Muster

erkennen und stoppen. Mit Hilfe innerer Bilder (z. B. Gedankenfluss als vorbeiziehende Wolken) wird Abstand geschaffen. Suggestionen fördern Gelassenheit, Akzeptanz und das Zur-Ruhe-Kommen des Geistes.

---

## 25. Geringes Selbstwertgefühl

**Was ist das?**
Ein negatives Selbstbild, das mit ständiger Selbstkritik, Unsicherheit und der Angst, nicht gut genug zu sein, einhergeht.

**Wie hilft Hypnose?**
Hypnose wirkt direkt im Unterbewusstsein, wo viele dieser Selbstbilder entstanden sind. Negative Glaubenssätze („Ich bin nicht wichtig") werden erkannt, aufgelöst und umprogrammiert. In Trance wird ein neues, positives Selbstbild aufgebaut – verbunden mit innerer Stärke, Selbstakzeptanz und Selbstvertrauen. Die Arbeit mit inneren Dialogen oder dem „zukünftigen Ich" stärkt langfristig das Gefühl der eigenen Wertigkeit.

---

## 26. Gewichtsreduktion

**Was ist das?**
Ein häufiges Ziel, das nicht nur körperliche, sondern auch emotionale und mentale Aspekte beinhaltet (z. B. Frustessen, Selbstbild, innere Saboteure).

**Wie hilft Hypnose?**
Hypnose hilft dabei, Essverhalten nachhaltig zu verändern, emotionale Auslöser zu erkennen und gesunde Gewohnheiten zu etablieren. In Trance werden Sättigung und gesunde Ernährung positiv verknüpft. Das Selbstbild („Ich bin eine Person, die gut für sich sorgt") wird gestärkt. Auch das Verlangen nach bestimmten Lebensmitteln kann nach Auflösung es ursprünglichen Verlangens durch Suggestionen reduziert oder ersetzt werden.

## 27. Hautprobleme (z. B. Neurodermitis, Psoriasis)

**Was ist das?**
Chronische Hauterkrankungen, die oft eine starke psychische Komponente besitzen und durch Stress verstärkt werden.

**Wie hilft Hypnose?**
Hypnose beeinflusst das vegetative Nervensystem und kann eine beruhigende Wirkung auf entzündliche

Prozesse haben. In Trance werden innere Bilder gesunder Haut erzeugt, das Immunsystem symbolisch „ausbalanciert" und emotionale Belastungen (z. B. Scham, Stress) aufgelöst. Die Hypnose fördert die Verbindung zum eigenen Körper und stärkt das Vertrauen in die Selbstheilungskräfte.

## 28. Hochsensibilität (Umgang mit Reizüberflutung)

**Was ist das?**
Ein besonders empfindliches Nervensystem, das auf Sinneseindrücke, Emotionen oder soziale Spannungen stärker reagiert als üblich.

**Wie hilft Hypnose?**
Hypnose hilft hochsensiblen Menschen, Reizüberflutung besser zu regulieren und sich emotional abzugrenzen. In Trance wird ein innerer Schutzraum geschaffen, der Sicherheit und Stabilität bietet. Suggestionen fördern Selbstannahme („Ich bin richtig, wie ich bin") und stärken die Fähigkeit, bewusst Grenzen zu setzen.

## 29. Inneres Kind heilen

**Was ist das?**
Das „innere Kind" steht symbolisch für die gefühlsge-
prägten Erlebnisse und Prägungen aus der Kindheit –
insbesondere Verletzungen, die bis heute wirken.

**Wie hilft Hypnose?**
In der Hypnose kann der Kontakt zum inneren Kind
aufgenommen werden – oft in Form einer emotionalen
Begegnung. Alte Erfahrungen (z. B. Ablehnung,
Schuld, Angst) können neu durchlebt, verstanden und
geheilt werden. Die Hypnose stärkt das erwachsene
Selbst, das heute für das innere Kind sorgen kann.
Eine sehr tiefgehende, transformierende Form der
Hypnosearbeit.

## 30. Innere Unruhe

**Was ist das?**
Ein Zustand von Nervosität, Anspannung und fehlender innerer Klarheit – oft ohne erkennbare äußere Ursache.

**Wie hilft Hypnose?**
Hypnose bringt Körper und Geist in einen tiefen Ent-
spannungszustand. Durch langsame Atemführung, Visualisierungen (z. B. ruhiger Ort) und beruhigende
Suggestionen wird die Unruhe ersetzt durch Klarheit
und Zentrierung. Hypnose kann auch dabei helfen,

unbewusste Auslöser zu erkennen, die hinter der inneren Unruhe stehen (z. B. Angst, Überforderung).

## 31. Insomnie (Ein- und Durchschlafstörungen)

**Was ist das?**
Schlaflosigkeit kann sich durch Schwierigkeiten beim Einschlafen, häufiges Aufwachen oder frühes Erwachen äußern. Oft hängen diese Probleme mit Grübeln, innerer Anspannung oder unbewältigten Emotionen zusammen.

**Wie hilft Hypnose?**
Hypnose wirkt beruhigend auf das Nervensystem und kann helfen, die „innere Unruhe" vor dem Einschlafen zu unterbrechen. In Trance werden Gedanken beruhigt, körperliche Entspannung vertieft und Schlafrituale verankert. Suggestionen wie „Mit jedem Atemzug werde ich ruhiger und müder" fördern das natürliche Einschlafen. Auch das Vertrauen in den eigenen Schlafrhythmus wird gestärkt. In der Hypnoanalyse kann nach den ursächlichen „guten" Gründen eines Hab-Acht-Schlaf geforscht werden.

## 32. Jobverlust verarbeiten

**Was ist das?**
Der Verlust des Arbeitsplatzes ist nicht nur eine finanzielle, sondern oft auch eine emotionale Krise, die Selbstwert, Sicherheit und Lebenssinn betrifft.

**Wie hilft Hypnose?**
Hypnose unterstützt die emotionale Verarbeitung des Verlusts und hilft, Schock, Wut oder Enttäuschung zu lösen. In Trance kann ein neuer Blick auf die Situation entstehen – als Übergang statt als Scheitern. Hypnose stärkt das Selbstvertrauen, aktiviert Ressourcen und hilft dabei, neue Perspektiven zu entwickeln und gestärkt nach vorn zu schauen.

## 33. Kaufsucht / zwanghaftes Konsumverhalten

**Was ist das?**
Ein emotional gesteuertes Kaufverhalten, das kurzfristig Erleichterung verschafft, langfristig aber Schuldgefühle und Kontrollverlust verursacht.

**Wie hilft Hypnose?**
Hypnose hilft dabei, die emotionalen Auslöser des Kaufdrangs zu identifizieren – oft liegen dahinter Einsamkeit, Frustration, Langeweile oder Selbstwertprobleme. In Trance wird die Verbindung zwischen Gefühl

und Handlung aufgelöst, das Bedürfnis nach Selbstbestätigung neu ausgerichtet und alternative Bewältigungsstrategien verankert. Suggestionen fördern bewussten Konsum und innere Zufriedenheit ohne äußere Reize.

## 34. Klaustrophobie (Platzangst)

**Was ist das?**
Eine spezifische Phobie vor engen, geschlossenen Räumen wie Aufzügen, Tunneln oder Flugzeugen – oft begleitet von Panik, Atemnot oder Fluchtimpulsen.

**Wie hilft Hypnose?**
Hypnose kann die angstauslösenden Reize mit Sicherheit und Ruhe neu verknüpfen. In Trance wird die beängstigende Situation mental durchlebt – allerdings in sicherer Umgebung und mit positiver Kontrolle. Suggestionen und mentale „Notfallanker" werden eingebaut, um im Alltag ruhig zu bleiben. Bei Bedarf kann auch regressiv mit dem Ursprung der Angst gearbeitet werden.

## 35. Konzentrationsprobleme

## Was ist das?

Die Unfähigkeit, Gedanken auf eine Aufgabe zu richten oder über längere Zeit bei einer Sache zu bleiben – oft durch Stress, Ablenkung oder mentale Überforderung verursacht.

## Wie hilft Hypnose?

In der Hypnose kann die Konzentrationsfähigkeit gezielt trainiert werden. Durch Visualisierung (z. B. „Fokus-Licht") und Suggestionen („Ich bleibe klar und präsent") wird der Geist geschärft. Gleichzeitig werden mögliche Blockaden, wie Perfektionismus oder Angst vor Versagen, aufgelöst. Auch kleine Selbsthypnose-Techniken helfen im Alltag, sich schneller zu fokussieren.

## 36. Kreativitätsblockaden

## Was ist das?

Eine temporäre Unfähigkeit, Ideen zu entwickeln oder kreative Prozesse in Gang zu bringen – oft durch Druck, Zweifel oder Überforderung bedingt.

## Wie hilft Hypnose?

Hypnose bringt das Gehirn in einen Zustand tiefer Entspannung, in dem kreative Assoziationen leichter fließen. In Trance kann der innere kreative Anteil aktiviert werden – häufig durch symbolische Bilder, „Reisen zur Quelle der Inspiration" oder Gespräche mit dem kreativen Selbst. Blockaden wie „Ich bin nicht gut genug" können aufgelöst und dann ersetzt werden durch Selbstvertrauen und schöpferische Leichtigkeit.

## 37. Lampenfieber

**Was ist das?**
Nervosität, Anspannung oder Angst vor öffentlichen Auftritten, Präsentationen oder Prüfungen – oft verbunden mit körperlichen Symptomen wie Zittern, Schwitzen, Blackout.

**Wie hilft Hypnose?**
Hypnose bereitet mental auf die Auftrittssituation vor, indem diese in Trance sicher und souverän „geprobt" wird. Suggestionen fördern Ruhe, Gelassenheit und Sicherheit („Ich spreche klar und ruhig", „Ich vertraue mir"). Auch körperliche Reaktionen lassen sich über Ankertechniken beeinflussen. Ziel ist ein innerer Zustand von Kontrolle und Selbstvertrauen.

## 38. Lebenskrisen bewältigen

**Was ist das?**
Schwierige Phasen wie Trennung, Krankheit, Verlust oder persönliche Umbrüche, die mit Gefühlen von Leere, Orientierungslosigkeit oder Überforderung einhergehen.

**Wie hilft Hypnose?**
Hypnose hilft dabei, die Krise als Teil einer persönlichen Entwicklung zu begreifen. In Trance können innere Ressourcen (Stärke, Mut, Vertrauen) aktiviert und neue Wege innerlich vorweggenommen werden. Suggestionen geben Halt und fördern Selbstfürsorge. Auch emotionale Entlastung (z. B. Weinen in Trance) kann sehr heilsam sein.

---

## 39. Leistungsdruck abbauen

**Was ist das?**
Das Gefühl, ständig „funktionieren" oder „mehr leisten" zu müssen – oft selbst auferlegt oder durch äußere Erwartungen entstanden.

**Wie hilft Hypnose?**
Hypnose hilft, sich von überhöhten Ansprüchen zu

befreien und wieder mit inneren Bedürfnissen in Kontakt zu kommen. In Trance wird das eigene Wertesystem gestärkt – jenseits von Leistung. Suggestionen wie „Ich darf Fehler machen" oder „Ich bin genug, so wie ich bin" fördern Selbstakzeptanz. Gleichzeitig kann ein gesunder Ehrgeiz erhalten bleiben – aber auf einer gelasseneren Basis. In der Analytischen Hypnose kann der Ursprung des Drangs, immer Leistung bringen zu müssen aufgelöst werden.

## 40. Lernblockaden

**Was ist das?**
Die Unfähigkeit, Wissen aufzunehmen oder abzurufen – häufig verbunden mit Angst, Frust oder Konzentrationsstörungen.

**Wie hilft Hypnose?**
In Trance werden Ängste vor dem Lernen oder Versagen bearbeitet und durch positive Lernbilder ersetzt. Suggestionen aktivieren das „Lern-Ich", stärken das Vertrauen in die eigenen Fähigkeiten und verknüpfen Lernen mit Leichtigkeit. Auch die Fähigkeit zur Aufnahme und Wiedergabe von Wissen wird durch Visualisierungsübungen und emotionale Verankerung verbessert.

## 41. Liebeskummer

**Was ist das?**
Tiefe emotionale Verletzung nach dem Verlust einer
Liebesbeziehung – verbunden mit Trauer, Sehnsucht,
Selbstzweifeln und manchmal sogar depressiven Zu-
ständen.

**Wie hilft Hypnose?**
Hypnose kann helfen, den emotionalen Schmerz zu
verarbeiten und die Bindung innerlich zu lösen. In
Trance werden Selbstwert, Selbstfürsorge und Zu-
kunftsperspektiven gestärkt. Auch das symbolische
Verabschieden der Beziehung oder das Wiederfinden
des eigenen inneren Gleichgewichts sind zentrale Be-
standteile. Die Hypnose fördert emotionale Heilung
auf sanfte Weise und hilft, wieder offen für Neues zu
werden.

## 42. Migräne

**Was ist das?**
Eine neurologische Erkrankung mit starken, meist ein-
seitigen Kopfschmerzen, oft begleitet von Übelkeit,
Lichtempfindlichkeit und Sehstörungen. Häufig durch
Stress, Hormone oder innere Anspannung getriggert.

**Wie hilft Hypnose?**

Hypnose kann helfen, Migräneanfälle zu reduzieren, Trigger frühzeitig zu erkennen und aufzulösen. In Trance werden Entspannung, Stressabbau und Selbstregulation gefördert. Einige Techniken beinhalten das Visualisieren der Schmerzstelle und das symbolische „Abfließen" der Spannung. Auch präventive Suggestionen (z. B. Gelassenheit in Belastungssituationen) haben sich bewährt.

## 43. Motivationsmangel

**Was ist das?**

Ein Zustand von Antriebslosigkeit, innerer Müdigkeit oder mangelnder Zielklarheit – häufig verbunden mit inneren Blockaden oder ungelösten Ängsten.

**Wie hilft Hypnose?**

In Hypnose kann die Ursache für den Antriebsmangel aufgedeckt werden. Durch Trancearbeit mit dem „zukünftigen Ich", das bereits motiviert und zielgerichtet handelt, wird eine emotionale Verbindung zum Wunschzustand geschaffen. Suggestionen fördern Klarheit, Zielorientierung und das Gefühl innerer Stärke. Blockierende Glaubenssätze wie „Ich schaffe das sowieso nicht" werden aufgelöst und ersetzt.

## 44. Nägelkauen (Onychophagie)

**Was ist das?**
Ein zwanghaftes Verhalten, oft unbewusst, als Reaktion auf Stress, Nervosität oder Anspannung – häufig schon in der Kindheit erlernt.

**Wie hilft Hypnose?**
Hypnose kann die unbewussten Auslöser bewusst machen und durch alternative Entspannungsreaktionen ersetzen. In Trance wird das Verhalten entkoppelt von innerem Stress, und neue Strategien werden installiert – z. B. ruhiges Atmen oder das Drücken eines Anti-Stress-Ankers. Auch das Selbstbild wird gestärkt: „Ich behandle meinen Körper liebevoll und achtsam."

## 45. Negative Denkmuster verändern

**Was ist das?**
Dauerhaft kritische, pessimistische oder selbstabwertende Gedanken wie „Ich bin nicht gut genug" oder „Es wird sowieso nichts klappen".

## Wie hilft Hypnose?

Hypnose wirkt direkt im Unterbewusstsein, wo solche Muster tief verankert sind. In Trance lassen sich Glaubenssätze erkennen, herausfordern und umformulieren. Statt negativen Schleifen werden kraftvolle neue Gedankenmuster installiert – z. B. „Ich wachse mit jeder Herausforderung." Die innere Stimme wird positiver, unterstützender und konstruktiver.

## 46. Nervosität (z. B. vor Terminen, Gesprächen, Entscheidungen)

### Was ist das?

Ein Zustand innerer Unruhe, Anspannung und Reizbarkeit, oft vor sozialen oder beruflichen Herausforderungen.

### Wie hilft Hypnose?

Hypnose beruhigt das vegetative Nervensystem und fördert innere Gelassenheit. In Trance werden neue Reaktionsmuster entwickelt, bei denen der Körper trotz Aufregung ruhig und sicher bleibt. Suggestionen stärken Selbstvertrauen und mentale Klarheit – auch in belastenden Situationen. Zudem können kurze Selbsthypnose-Techniken für den Alltag mitgegeben werden.

## 47. Nichtraucher werden

**Was ist das?**
Der Wunsch, das Rauchen dauerhaft aufzugeben, aber
die Abhängigkeit und die Gewohnheit stehen im Weg
– oft begleitet von Ängsten vor Entzug oder Gewichts-
zunahme.

**Wie hilft Hypnose?**
Hypnose ist eine der effektivsten Methoden zur Raucherentwöhnung. In Trance wird das Rauchverhalten
bewusst von der Person getrennt – etwa durch ein inneres Bild des „Rauch-Ichs" und des „gesunden Ichs".
Suggestionen wie „Ich bin frei und atme sauber" werden verankert. Auch Entzugssymptome lassen sich mit
Hypnose abmildern. Die Motivation für ein gesundes
Leben wird gestärkt.

## 48. Perfektionismus loslassen

**Was ist das?**
Ein übersteigerter Anspruch an sich selbst, alles fehler-
frei machen zu müssen – oft begleitet von Selbstkritik,
Versagensangst und Erschöpfung.

**Wie hilft Hypnose?**
Hypnose hilft, den inneren Antreiber zu beruhigen
und Selbstakzeptanz zu fördern. In Trance kann ein innerer Dialog zwischen dem „Perfektionisten" und dem
„Selbstfürsorglichen Ich" stattfinden. Suggestionen
wie „Ich darf Fehler machen und trotzdem wertvoll
sein" werden eingebaut. Die Balance zwischen Enga-
gement und Gelassenheit wird gestärkt.

## 49. Pessimismus / Schwarzseherei

**Was ist das?**
Ein dauerhaft negativer Blick auf die Welt, auf sich
selbst oder auf die Zukunft – oft gelernt aus früheren
Enttäuschungen oder familiären Prägungen.

**Wie hilft Hypnose?**
Hypnose kann die innere „Brille" verändern, durch
die man die Welt sieht. In Trance werden positive Erfahrungen aktiviert, neue Perspektiven geübt und das
Vertrauen ins Leben gestärkt. Suggestionen wie „Ich
sehe das Gute in mir und um mich herum" fördern
eine optimistischere Grundhaltung. Alte Prägungen
werden bewusst gemacht, bearbeitet und neu über-
schrieben.

## 50. Phobien (z. B. Spinnen, Höhe, Spritzen)

**Was ist das?**
Intensive, irrationale Angst vor bestimmten Objekten
oder Situationen – begleitet von Fluchtreaktionen oder
Panikgefühlen.

**Wie hilft Hypnose?**
In Hypnose kann die beängstigende Situation sicher
und kontrolliert durchlebt werden. Die Reaktion darauf wird neu programmiert – mit Ruhe, Sicherheit
und Gelassenheit. Oft wird regressiv gearbeitet, um
die erste angstbesetzte Erfahrung aufzulösen. Suggestionen wie „Ich bleibe ruhig und sicher" werden in
Verbindung mit Triggern verankert.

## 51. Prüfungsangst

**Was ist das?**
Intensive Nervosität oder Angst vor Tests, Klausuren
oder Bewertungssituationen. Symptome sind oft Zittern, Blackout, Übelkeit oder Herzrasen.

**Wie hilft Hypnose?**
Hypnose bereitet den Geist und Körper gezielt auf die
Prüfungssituation vor. In Trance wird die Prüfung
mental durchgespielt – ruhig, souverän und erfolgreich. Suggestionen wie „Ich habe Zugriff auf mein

Wissen" oder „Ich bleibe ruhig und fokussiert" stärken die innere Sicherheit. Auch tiefer liegende Ursachen wie Versagensangst oder Perfektionismus können gelöst werden.

## 52. Psychosomatische Beschwerden

**Was ist das?**
Körperliche Beschwerden (z. B. Rückenschmerzen, Verdauungsprobleme, Herzklopfen), für die keine ausreichende medizinische Ursache gefunden wird – oft durch emotionale Belastungen verursacht oder verstärkt.

**Wie hilft Hypnose?**
Hypnose hilft, das Zusammenspiel zwischen Psyche und Körper bewusst zu machen. In Trance können emotionale Auslöser identifiziert und verarbeitet werden. Die Beschwerden werden oft symbolisch „gesprochen", wodurch ein tieferes Verständnis entsteht. Suggestionen zur Selbstheilung und inneren Balance fördern die Genesung auf psychosomatischer Ebene.

## 53. Public Speaking / Reden halten

**Was ist das?**

Die Angst, vor Gruppen zu sprechen – selbst bei guter Vorbereitung. Symptome reichen von Zittern und Schweißausbrüchen bis zu Denkblockaden.

**Wie hilft Hypnose?**

In der Hypnose wird das öffentliche Sprechen als positive Erfahrung verankert. Die Szene kann in Trance mental vorweggenommen und mit Sicherheit, Klarheit und innerer Stärke aufgeladen werden. Ankertechniken und Suggestionen wie „Ich spreche mit Klarheit und Präsenz" helfen, das neue Selbstbild zu stabilisieren.

---

## 54. Punktuelle Schmerztherapie (z. B. Zahnarztbesuch)

**Was ist das?**

Situationen mit kurzfristig starkem Schmerz (z. B. medizinische Eingriffe, Zahnarzt, Injektionen), die oft mit Anspannung oder Angst verbunden sind.

**Wie hilft Hypnose?**

Hypnose kann Schmerzempfinden gezielt dämpfen. In Trance kann der betroffene Bereich mental betäubt werden („Hypno-Anästhesie"), oder der Fokus wird bewusst weggelenkt. Suggestionen wie „Ich bin ruhig, mein Körper ist entspannt" helfen, selbst während des Eingriffs innerlich stabil zu bleiben. Ideal auch als Vorbereitung auf Eingriffe. Selbstverständlich wird für die Schmerztherapie vorab immer medizinisch abgeklärt, ob der Schmerz nicht eine wichtige Signalfuntion hat.

## 55. Panikattacken

**Was ist das?**
Plötzliche Anfälle intensiver Angst mit Herzrasen, Atemnot, Schwindel und dem Gefühl, die Kontrolle zu verlieren.

**Wie hilft Hypnose?**
Hypnose hilft, den inneren Alarmknopf zu „entkoppeln". In Trance wird ein Gefühl der Sicherheit tief verankert. Der Klient lernt, frühe Anzeichen zu erkennen und mit Techniken wie Atemfokus, Visualisierung und Ankerarbeit gegenzusteuern. Auch die Ursachen (z. B. frühere traumatische Erlebnisse) können in Hypnose behutsam verarbeitet werden.

## 56. Reizdarmsyndrom (RDS)

**Was ist das?**
Eine funktionelle Darmstörung mit Bauchschmerzen, Durchfall, Verstopfung oder Blähungen – oft verstärkt durch Stress oder emotionale Belastung.

**Wie hilft Hypnose?**
Medizinisch begleitete Hypnose bei RDS ist gut erforscht. In Trance wird der Darm als „Organ mit Bewusstsein" angesprochen – beruhigende Suggestionen und Visualisierungen (z. B. warmes Licht, entspannter Fluss) fördern eine gesunde Darmfunktion. Zusätzlich wird das Nervensystem entspannt und der Umgang mit Stress verbessert.

## 57. Rückführungen (z. B. zu Kindheit oder früheren Erfahrungen)

**Was ist das?**
Eine hypnotische Technik, bei der gezielt in frühere Lebensphasen zurückgegangen wird – um emotionale Ursachen von Problemen zu finden oder Blockaden zu lösen.

**Wie hilft Hypnose?**
In einer Rückführung wird der Klient in Trance zu einem früheren Erlebnis geführt, das mit dem heutigen Problem zusammenhängt. Dort kann das Erlebte neu interpretiert, geheilt oder losgelassen werden.

Rückführungen bieten oft tiefgreifende emotionale Einsichten. Sie werden besonders bei Ängsten, Beziehungsproblemen oder chronischen Mustern genutzt.

## 58. Rückfallprophylaxe (z. B. nach Suchtentwöhnung)

**Was ist das?**
Nach erfolgreichen Verhaltenstherapien (z. B. bei Alkohol, Rauchen, Esssucht) besteht oft die Gefahr, wieder in alte Muster zurückzufallen.

**Wie hilft Hypnose?**
Hypnose stärkt das neue Ich-Bewusstsein und hilft, Rückfallauslöser bewusst zu erkennen. In Trance werden neue Bewältigungsstrategien verankert, Stressresistenz aufgebaut und das „gesunde Ich" gestärkt. Auch unbewusste Sabotageprogramme lassen sich mit Hypnose identifizieren und transformieren.

## 59. Ruhiger Schlaf (Schlafqualität verbessern)

**Was ist das?**
Viele Menschen schlafen zwar ein, wachen aber nachts oft auf oder schlafen wenig erholsam. Ursachen sind

oft unbewusster Stress, Gedankenkreisen oder unaus-
gelebte Emotionen.

**Wie hilft Hypnose?**
Hypnose bringt Körper und Geist in einen Zustand tiefer Ruhe. Einschlafrituale in Trance, das „Abschalten"
des Kopfes und der Aufbau eines inneren Schlafbildes
helfen, besser zu schlafen. Suggestionen wie „Ich gleite
sanft in den Schlaf und wache erholt auf" fördern Vertrauen und Entspannung. Auch Albträume oder
nächtliches Zähneknirschen können begleitend behan-
delt werden.

## 60. Schamgefühle abbauen

**Was ist das?**
Ein tiefsitzendes Gefühl, „nicht richtig" zu sein, das
sich oft auf Körper, Sexualität, Verhalten oder Vergangenheit bezieht – mit Rückzug und Selbstabwertung
als Folge.

**Wie hilft Hypnose?**
Hypnose hilft, sich selbst mit Mitgefühl zu begegnen.
In Trance wird der Ursprung der Scham (z. B. Kritik in
der Kindheit) aufgespürt, bearbeitet und neu bewertet.
Suggestionen fördern Selbstannahme, Würde und
Selbstachtung. Auch Rollenspiele mit dem jüngeren

Ich oder inneren Kritikern sind Teil dieser emotional befreienden Arbeit.

## 61. Schlafstörungen (Einschlafen, Durchschlafen, frühes Erwachen)

**Was ist das?**
Viele Menschen leiden unter unregelmäßigem Schlaf, innerem Wachzustand, nächtlichem Grübeln oder dem Gefühl, trotz „Schlaf" nicht erholt zu sein.

**Wie hilft Hypnose?**
Hypnose hilft, den Körper zu entspannen und den Geist zur Ruhe zu bringen. In Trance werden individuelle Einschlafrituale und positive innere Bilder aufgebaut. Suggestionen wie „Ich sinke ruhig und sicher in den Schlaf" fördern Vertrauen und Regeneration. Auch Ursachen wie Stress oder emotionale Belastungen können in der Tiefe bearbeitet werden.

## 62. Schuldgefühle auflösen

**Was ist das?**
Schuldgefühle entstehen durch tatsächliche oder empfundene Fehler in der Vergangenheit. Sie können

lähmen, das Selbstwertgefühl untergraben und zu
Selbstbestrafung führen.

## Wie hilft Hypnose?
In Hypnose kann das Erlebnis, das die Schuld ausgelöst hat, noch einmal betrachtet, bearbeitet und neu bewertet werden – oft mit einer mitfühlenden, erwachsenen Perspektive. Suggestionen helfen, sich selbst zu
vergeben und sich innerlich zu befreien. Auch das
symbolische Loslassen (z. B. durch imaginäre Briefe
oder Rituale in Trance) unterstützt die emotionale Heilung.

## 63. Selbstannahme fördern

### Was ist das?
Selbstannahme bedeutet, sich selbst mit allen Stärken
und Schwächen zu akzeptieren – vielen Menschen fällt
das schwer, besonders wenn sie geprägt sind von Kritik, Ablehnung oder Vergleich.

### Wie hilft Hypnose?
In Trance wird ein liebevoller innerer Raum geschaffen, in dem das eigene Wesen wertfrei betrachtet wird.
Suggestionen wie „Ich bin gut, so wie ich bin" helfen,
negative Selbstbilder aufzulösen. Besonders hilfreich
ist die Arbeit mit dem inneren Kind und dem Aufbau
eines stärkenden inneren Dialogs.

## 64. Selbstbewusstsein stärken

**Was ist das?**
Ein gesundes Selbstbewusstsein zeigt sich in Klarheit,
Selbstvertrauen, innerer Sicherheit und der Fähigkeit,
für sich einzustehen.

**Wie hilft Hypnose?**
Hypnose aktiviert positive Erfahrungen, in denen man
sich stark und sicher gefühlt hat, und verankert dieses
Gefühl dauerhaft. In Trance wird das „starke Ich" aufgebaut – oft mit Bildern wie „Leuchten", „Wurzeln"
oder „innere Größe". Suggestionen und symbolische
Handlungen stärken Mut und Selbstsicherheit für Alltag und Herausforderungen.

## 65. Selbsthypnose erlernen

**Was ist das?**
Selbsthypnose ist die Fähigkeit, sich selbst gezielt in
Trance zu versetzen, um Entspannung, Fokussierung
oder Veränderung herbeizuführen.

**Wie hilft Hypnose?**
In einer Hypnosesitzung kann Selbsthypnose direkt
angeleitet und eingeübt werden. Der Klient lernt, sich

über Atmung, Bilder oder Körperempfindung in einen hypnotischen Zustand zu versetzen. Suggestionen oder Affirmationen können dann selbstständig angewendet werden – ideal zur Stressreduktion, Zielarbeit oder für gesunden Schlaf.

## 66. Selbstliebe entwickeln

**Was ist das?**
Selbstliebe beschreibt die tiefe, wertschätzende Verbindung zu sich selbst – unabhängig von äußeren Leistungen oder Bewertungen.

**Wie hilft Hypnose?**
Hypnose schafft einen direkten Zugang zu Gefühlen der Wärme, des Vertrauens und der inneren Verbundenheit. In Trance wird ein inneres Gefühl der Selbstzuwendung aufgebaut, oft durch Visualisierungen wie „Herzensraum", „inneres Licht" oder „innerer Ort der Heilung". Suggestionen fördern Mitgefühl, Akzeptanz und liebevolle Selbstbeziehung.

## 67. Selbstmotivation steigern

**Was ist das?**
Die Fähigkeit, sich aus eigener Kraft zu etwas

anzutreiben – unabhängig von äußeren Anreizen. Ein Mangel an Motivation kann viele Ursachen haben, z. B. Zweifel, Überforderung oder unklare Ziele.

**Wie hilft Hypnose?**
In Trance wird das persönliche „Warum" emotional erfahrbar gemacht. Zielbilder werden visualisiert, Erfolgsgefühle innerlich erlebbar gemacht und mit Ankertechniken verknüpft. Suggestionen wie „Ich bewege mich mit Freude auf mein Ziel zu" können Motivation und Handlungsfreude nachhaltig aktivieren.

---

## 68. Selbstsabotage beenden

**Was ist das?**
Unbewusste Verhaltensweisen oder Denkstrukturen, die den eigenen Erfolg oder das eigene Wohlbefinden untergraben – z. B. Aufschieben, Abwertung, Rückzug.

**Wie hilft Hypnose?**
Hypnose hilft, das „sabotierende" Teilselbst zu erkennen und zu verstehen – oft handelt es aus Angst, Schutzbedürfnis oder alten Mustern. In Trance kann ein innerer Dialog mit diesem Anteil stattfinden, um eine neue, unterstützende Rolle zu finden. Das gewünschte Verhalten wird bewusst gestärkt und emotional verankert.

## 69. Sexuelle Blockaden lösen

**Was ist das?**
Hemmungen, Schmerzen, Unsicherheiten oder Angst
im Zusammenhang mit Sexualität – oft verbunden mit
früheren Erfahrungen, Leistungsdruck oder Scham.

**Wie hilft Hypnose?**
Hypnose ermöglicht einen sanften Zugang zu unbewussten Ursachen. In Trance können belastende Erlebnisse verarbeitet und das sexuelle Erleben mit positiven Bildern, Vertrauen und Selbstannahme neu aufgebaut werden. Suggestionen fördern Körperbewusst-
sein, Entspannung und Genussfähigkeit.

## 70. Soziale Ängste abbauen

**Was ist das?**
Angst vor Ablehnung, Kritik oder Versagen im sozia-
len Kontext – z. B. beim Smalltalk, im Beruf oder in
Gruppen.

**Wie hilft Hypnose?**
In der Hypnose wird das Selbstbild transformiert: vom
„unsicheren" zum „gelassenen, souveränen Ich".
Trance ermöglicht es, soziale Situationen innerlich

sicher zu erleben. Alte, blockierende Glaubenssätze werden aufgelöst, neue Verhaltensmuster geübt. Suggestionen wie „Ich bin willkommen und entspannt unter Menschen" fördern Selbstsicherheit im sozialen Miteinander.

## 71. Sorgen loslassen

**Was ist das?**
Ständiges Grübeln über zukünftige Ereignisse oder Situationen, oft begleitet von Angst, Unruhe oder innerer Anspannung.

**Wie hilft Hypnose?**
Hypnose hilft dabei, den Geist zu beruhigen und aus dem Gedankenkarussell auszusteigen. In Trance kann ein „innerer Beobachter" aktiviert werden, der Abstand zu den Sorgen schafft. Suggestionen fördern Vertrauen ins Leben („Ich vertraue dem Fluss des Lebens") und helfen, Kontrolle abzugeben. Auch Symbolarbeit wie „Sorgen in einen Fluss legen" kann sehr entlastend wirken.

## 72. Sprechangst (z. B. in Gruppen oder vor Autoritäten)

**Was ist das?**
Angst davor, sich sprachlich zu äußern – sei es im beruflichen Umfeld, im Gespräch mit Fremden oder bei Präsentationen. Häufig begleitet von Scham, Vermeidung und körperlichen Reaktionen.

**Wie hilft Hypnose?**
Hypnose unterstützt den Aufbau eines inneren Selbstbildes als klar und sicher sprechende Person. In Trance werden vergangene negative Erfahrungen aufgelöst und durch neue, positive Szenarien ersetzt. Suggestionen wie „Ich spreche ruhig, klar und selbstbewusst" stärken die innere Sicherheit. Visualisierungen von erfolgreichen Gesprächen helfen zusätzlich.

---

## 73. Spirituelle Entwicklung vertiefen

**Was ist das?**
Der Wunsch, sich mit einer tieferen Dimension des Lebens zu verbinden – sei es über Intuition, Stille, Energiearbeit oder das „höhere Selbst".

**Wie hilft Hypnose?**
Hypnose kann den Zugang zur inneren Weisheit und spirituellen Führung öffnen. In Trance ist es leichter, mit inneren Bildern, Symbolen oder Energien zu arbeiten. Viele erleben tiefe Erkenntnisse, Visionen oder ein Gefühl universeller Verbundenheit. Auch Themen wie Lebenssinn, Berufung oder Vertrauen ins Leben können in der Hypnose vertieft werden.

## 74. Sportliche Leistungssteigerung

**Was ist das?**
Im Profisport wie im Freizeitsport spielt die mentale Verfassung eine entscheidende Rolle – Blockaden, Nervosität oder fehlender Fokus können Leistungen stark beeinträchtigen.

**Wie hilft Hypnose?**
Hypnose verbessert Konzentration, Motivation und Visualisierung von Erfolgen. In Trance können Bewegungsabläufe mental trainiert, ein Flow-Zustand aktiviert und negative Selbstgespräche ersetzt werden. Suggestionen wie „Ich bin fokussiert, stark und präsent" fördern Top-Leistungen. Auch Regeneration und Verletzungsprävention lassen sich hypnotisch unterstützen.

## 75. Stottern (begleitend)

**Was ist das?**
Eine Sprechstörung, bei der Laute, Silben oder Wörter
wiederholt oder verlängert werden – oft durch innere
Anspannung oder Druck verstärkt.

**Wie hilft Hypnose?**
Hypnose kann begleitend zur logopädischen Therapie
eingesetzt werden, um psychischen Stress, Scham oder
Selbstzweifel zu reduzieren. In Trance kann ein positives Sprechgefühl aufgebaut werden – verbunden mit
Ruhe, Gelassenheit und Freude am Ausdruck. Auch
das Erleben früherer belastender Sprechsituationen
kann umgedeutet und entlastet werden.

## 76. Stressbewältigung

**Was ist das?**
Anhaltender Stress belastet Körper und Geist: Schlaf-
störungen, Reizbarkeit, Konzentrationsprobleme oder
psychosomatische Beschwerden sind häufige Folgen.

## Wie hilft Hypnose?

Hypnose ist ein effektives Mittel zur Tiefenentspannung. In Trance kann der Körper vollständig loslassen, der Geist zur Ruhe kommen. Zusätzlich werden gesunde Stressbewältigungsstrategien verankert – etwa Gelassenheit, Fokus oder Zeitgefühl. Der Körper lernt, aus dem „Dauer-Alarmzustand" wieder in Balance zu kommen.

## 77. Suchtverhalten reduzieren (z. B. Alkohol, Essen, Medien)

### Was ist das?

Sucht ist oft ein Versuch, unangenehme Gefühle zu regulieren – sie erfüllt eine psychische Funktion (Beruhigung, Belohnung, Betäubung).

### Wie hilft Hypnose?

Hypnose arbeitet mit den unbewussten Ursachen des Verhaltens. In Trance kann der „innere Helfer" aufgespürt werden, der die Sucht steuert – und in eine gesunde Funktion überführt werden. Neue Gewohnheiten, Identitäten („Ich bin frei und selbstbestimmt") und Stärkung der Selbstkontrolle werden tief verankert. Hypnose ist eine wirkungsvolle Ergänzung zu Therapie oder Coaching.

## 78. Tiefenentspannung erlernen

**Was ist das?**
Viele Menschen sind im Dauerstress-Modus und haben verlernt, sich tief zu entspannen – selbst in Ruhe bleibt der Körper angespannt.

**Wie hilft Hypnose?**
Hypnose führt in tiefe, regenerierende Zustände jenseits des Alltagsbewusstseins. Der Körper wird systematisch entspannt, das Nervensystem beruhigt, der Geist klar. Durch regelmäßige Hypnosesitzungen oder Selbsthypnose wird Entspannung zur inneren Gewohnheit. Die Fähigkeit zur Erholung verbessert sich, Schlaf wird tiefer, das Immunsystem gestärkt.

---

## 79. Tinnitus

**Was ist das?**
Ein dauerhaftes Ohrgeräusch, das oft durch Stress, Verspannung oder Trauma ausgelöst oder verstärkt wird. Betroffene erleben das Geräusch als sehr belastend.

**Wie hilft Hypnose?**
Hypnose hilft, die Wahrnehmung vom Ton wegzulenken – hin zu innerer Ruhe. In Trance wird der Ton „hintergründig", das emotionale Reagieren auf das

Geräusch abgeschwächt. Suggestionen fördern Akzeptanz und Gleichmut („Ich lasse den Ton sein und finde meine Ruhe"). Auch Stressauslöser werden bearbeitet, was langfristig zur Linderung führen kann.

---

## 80. Traumabewältigung (in stabiler Phase)

**Was ist das?**
Nach belastenden Erlebnissen (z. B. Unfall, Gewalt, Verlust) bleiben oft Gefühle von Angst, Ohnmacht, Dissoziation oder Schlaflosigkeit zurück.

**Wie hilft Hypnose?**
Hypnose bietet einen geschützten Zugang zum inneren Erleben – ohne Überforderung. In stabilisierter Phase können traumatische Erinnerungen neu verarbeitet werden, z. B. mit „sicheren Orten", Distanztechniken und Ressourcenstärkung. Das Ziel ist Integration und Heilung, nicht Re-Traumatisierung. Hypnose wird dabei oft in Kombination mit therapeutischen Verfahren eingesetzt.

---

## 81. Trauerarbeit

**Was ist das?**
Der Verlust eines geliebten Menschen, eines Tieres

oder Lebensabschnitts kann tiefen Schmerz auslösen, der Zeit, Raum und innere Begleitung braucht.

**Wie hilft Hypnose?**
Hypnose schafft einen sanften, geschützten Raum für die Auseinandersetzung mit Verlust, Schmerz und Erinnerungen. In Trance kann der Kontakt zum Verstorbenen symbolisch hergestellt, ein Abschiedsritual gestaltet oder unausgesprochene Worte ausgedrückt werden. Suggestionen fördern Loslassen, Akzeptanz und liebevolles Erinnern. Ziel ist eine gesunde, heilsame Integration des Verlustes.

## 82. Trennungsverarbeitung

**Was ist das?**
Nach dem Ende einer Beziehung bleiben oft Trauer, Selbstzweifel, Wut oder das Gefühl von Leere – oft verbunden mit gedanklicher Fixierung auf die vergangene Partnerschaft.

**Wie hilft Hypnose?**
Hypnose hilft, emotionale Bindungen innerlich zu lösen, alte Muster zu erkennen und das Selbstwertgefühl zu stärken. In Trance können vergangene Situationen neu betrachtet und symbolisch verabschiedet werden. Suggestionen wie „Ich löse mich in Frieden und finde

zurück zu mir" begleiten den Prozess der Selbstheilung und Neuausrichtung.

## 83. Überforderung im Alltag

**Was ist das?**
Ein Gefühl von zu vielen Aufgaben, Reizen oder Erwartungen – begleitet von Erschöpfung, Gereiztheit oder Ohnmacht.

**Wie hilft Hypnose?**
In Hypnose wird das Nervensystem beruhigt und die innere Balance wiederhergestellt. Trance kann helfen, Prioritäten zu klären, Grenzen zu setzen und neue Handlungsspielräume zu finden. Suggestionen wie „Ich darf loslassen" oder „Ich kümmere mich gut um mich" fördern Selbstfürsorge und Klarheit.

## 84. Übermäßige Selbstkritik

**Was ist das?**
Ein innerer Kritiker, der ständig urteilt, abwertet oder zweifelt – oft aus frühen Prägungen oder Leistungsmustern entstanden.

**Wie hilft Hypnose?**
In Trance kann die Stimme des inneren Kritikers identifiziert und in einen wohlwollenden inneren Coach transformiert werden. Negative Glaubenssätze ("Ich bin nie gut genug") werden emotional aufgearbeitet und durch unterstützende Botschaften ersetzt. Suggestionen fördern Mitgefühl mit sich selbst, Selbstrespekt und inneren Frieden.

## 85. Unentschlossenheit

**Was ist das?**
Die Schwierigkeit, sich klar für etwas zu entscheiden – begleitet von innerer Zerrissenheit, Grübelei oder Angst, das Falsche zu tun.

**Wie hilft Hypnose?**
Hypnose fördert den Zugang zur eigenen Intuition und inneren Klarheit. In Trance kann ein innerer Dialog mit verschiedenen "Stimmen" oder Optionen geführt werden – bis ein stimmiges Gefühl entsteht. Suggestionen wie "Ich vertraue meinen Entscheidungen" helfen, Unsicherheit durch Selbstsicherheit zu ersetzen.

## 86. Unzufriedenheit mit sich selbst

**Was ist das?**
Ein dauerhaftes Gefühl von „nicht richtig" oder „nicht genug sein" – oft ohne konkrete Ursache, aber mit großem inneren Druck.

**Wie hilft Hypnose?**
In Hypnose wird das Selbstbild liebevoll neu gestaltet. Der Fokus wird auf Ressourcen, Stärken und Werte gelenkt. In Trance kann das „zukünftige Ich" besucht werden – selbstsicher, zufrieden und authentisch. Suggestionen wie „Ich darf mich annehmen, wie ich bin" fördern innere Ausgeglichenheit und Lebensfreude.

## 87. Vergebung (sich selbst oder anderen)

**Was ist das?**
Unverarbeitete Verletzungen, Wut oder Schuldgefühle können wie emotionale Fesseln wirken – Vergebung bedeutet nicht, gutzuheißen, sondern sich innerlich zu befreien.

**Wie hilft Hypnose?**
In Trance kann der Klient symbolisch mit der betroffenen Person oder dem eigenen Anteil in Kontakt treten. Oft wird ein innerer Dialog geführt, Verständnis entwickelt, emotionale Last losgelassen. Suggestionen stärken Frieden, Mitgefühl und die Fähigkeit, weiterzugehen – frei von Groll oder Selbstvorwurf.

## 88. Verlustängste

**Was ist das?**
Die ständige Sorge, einen geliebten Menschen oder
eine wichtige Sicherheit zu verlieren – oft tief verankert, mit Kontrollbedürfnis oder Klammerverhalten
verbunden.

**Wie hilft Hypnose?**
Hypnose hilft, das Vertrauen in sich selbst und in den
natürlichen Fluss des Lebens zu stärken. In Trance
werden frühere Verlustmomente verarbeitet und emotionale Sicherheit aufgebaut. Suggestionen wie „Ich
bin in mir geborgen" oder „Ich lasse los und vertraue"
helfen, emotionale Abhängigkeit zu transformieren.

## 89. Versagensangst

**Was ist das?**
Die lähmende Angst, zu scheitern oder den Erwartungen nicht zu genügen – oft verbunden mit Selbstzweifeln, Aufschieberitis oder Perfektionismus.

## Wie hilft Hypnose?

In Hypnose wird das Selbstbild unabhängig von Leistung gestärkt. Negative Erfahrungen mit Scheitern können in Trance neu bewertet werden. Suggestionen wie „Ich wachse an jeder Herausforderung" fördern Mut, Lernbereitschaft und die Freiheit, Fehler als Entwicklung zu sehen. Auch Zielbilder und Erfolgsszenarien können hypnotisch verankert werden.

## 90. Vertrauen aufbauen (in sich selbst und ins Leben)

### Was ist das?

Ein Mangel an Urvertrauen kann sich in Unsicherheit, Misstrauen, Angst vor Kontrolle oder Verlust äußern – oft unbewusst geprägt in Kindheit oder durch Krisen.

### Wie hilft Hypnose?

Hypnose unterstützt den Aufbau von innerer Sicherheit, Gelassenheit und Verbindung. In Trance können tiefe Erfahrungen von Getragensein, Erdung und Stabilität erlebt werden – z. B. durch Visualisierungen wie „Wurzeln", „Lichtquelle" oder „innerer Halt". Suggestionen wie „Ich vertraue mir und dem Leben" wirken auf einer tiefen, emotionalen Ebene.

## 91. Vorbereitung auf Operationen

**Was ist das?**

Vor chirurgischen Eingriffen sind viele Menschen angespannt, ängstlich oder unsicher – was sich negativ auf den Heilungsverlauf auswirken kann.

**Wie hilft Hypnose?**

Hypnose hilft, Angst abzubauen und den Körper auf eine schnelle, komplikationsarme Heilung vorzubereiten. In Trance kann der Eingriff symbolisch durchlaufen und mit positiven Bildern belegt werden („mein Körper heilt schnell und gut"). Suggestionen fördern Vertrauen in das medizinische Team und stärken das Immunsystem für die Regeneration.

## 92. Wahrnehmung schärfen

**Was ist das?**

Die Fähigkeit, feine innere und äußere Signale bewusst wahrzunehmen – sei es im Körper, in der Intuition oder im zwischenmenschlichen Bereich.

**Wie hilft Hypnose?**

In Hypnose werden Sinne geschärft und der Zugang zur inneren Stimme gefördert. Die Trance erlaubt ein tiefes Eintauchen in Körperempfindungen, Stimmungen und feine Signale – was Selbstwahrnehmung und Achtsamkeit intensiviert. Hypnose kann helfen, die

Verbindung zu sich selbst und zur Umwelt bewusster und klarer zu erleben.

## 93. Widerstände gegen Veränderung abbauen

**Was ist das?**
Trotz Wunsch nach Veränderung (z. B. Raucherentwöhnung, Berufswechsel, Beziehungsverhalten) scheitert die Umsetzung immer wieder – ein Hinweis auf unbewusste Blockaden.

**Wie hilft Hypnose?**
Hypnose hilft, diese inneren Widerstände sichtbar zu machen. Oft arbeiten entgegengesetzte „Teile" im Inneren gegeneinander. In Trance können diese Anteile in den Dialog treten, gemeinsam Lösungen finden und zu innerer Einheit führen. Suggestionen wie „Veränderung darf leicht und sicher sein" unterstützen den Transformationsprozess.

## 94. Wiederkehrende Albträume

**Was ist das?**
Belastende Träume, die regelmäßig auftreten und oft

auf ungelöste emotionale Konflikte oder Traumata hinweisen – besonders bei Kindern, aber auch bei Erwachsenen.

**Wie hilft Hypnose?**
In Hypnose kann der Albtraum in sicherem Rahmen betrachtet, verändert und umgedeutet werden (Traum-Reframing). Der Klient lernt, innere Sicherheit aufzubauen, die Kontrolle über das Traumgeschehen zu stärken und neue Handlungsoptionen zu erleben. Suggestionen fördern einen geschützten, ruhigen Schlaf.

## 95. Wutbewältigung

**Was ist das?**
Unkontrollierte oder unterdrückte Wut kann Beziehungen, Gesundheit und Selbstwert belasten. Oft liegt ein unbewältigtes Bedürfnis nach Abgrenzung oder Selbstbehauptung dahinter.

**Wie hilft Hypnose?**
Hypnose schafft Raum für einen bewussten Umgang mit Wut. In Trance wird die Wut erkannt, als Kraftquelle umgewandelt und konstruktiv kanalisiert. Die Gründe für die ursprünglich entstandene Wut können in der Regression aufgelöst werden. Suggestionen stärken Selbstbeherrschung, Klarheit und emotionale Reife

(„Ich darf fühlen, ohne zu verletzen"). Symbolische Ausdrucksformen wie das „Wutventil" helfen beim Ablassen angestauter Energie.

## 96. Zahnarztangst

**Was ist das?**
Eine weit verbreitete spezifische Phobie – ausgelöst durch frühere schlechte Erfahrungen, Kontrollverlust oder Angst vor Schmerzen.

**Wie hilft Hypnose?**
Hypnose kann helfen, Entspannung im Zahnarztstuhl zu verankern. In Trance wird die Situation mental durchlebt – jedoch mit Gelassenheit und Sicherheit. Suggestionen fördern Vertrauen, Schmerzreduktion und Kontrollgefühl. In vielen Fällen lassen sich auch tiefer liegende emotionale Ursachen der Angst bearbeiten und auflösen.

## 97. Zähneknirschen (Bruxismus)

**Was ist das?**
Nächtliches oder stressbedingtes Pressen oder Mahlen mit den Zähnen – oft unbewusst und verbunden mit innerer Anspannung oder unbewältigtem Stress.

**Wie hilft Hypnose?**
Hypnose hilft, die Anspannung zu lösen, auslösende
Gedanken oder Gefühle zu erkennen und den Körper
auf Ruhe umzuprogrammieren. In Trance wird oft
eine Entspannung des Kiefers visualisiert, ein Entspan-
nungsanker für die Nacht gesetzt und das Unterbewusstsein auf neue Reaktionsmuster trainiert.

## 98. Zukunftsangst

**Was ist das?**
Die Sorge vor dem, was kommen könnte – beruflich,
gesundheitlich, global oder privat. Oft zeigt sie sich als
Unruhe, Blockade oder Rückzug.

**Wie hilft Hypnose?**
Hypnose stärkt das Vertrauen in die eigenen Fähigkeiten, mit Ungewissheit umzugehen. In Trance wird ein
Bild von einer positiven, kraftvollen Zukunft aufgebaut. Suggestionen wie „Ich gestalte meine Zukunft
Schritt für Schritt" helfen, wieder handlungsfähig zu
werden. Auch das emotionale Nervensystem wird beruhigt.

## 99. Zwangsgedanken reduzieren

**Was ist das?**
Ungewollte, sich aufdrängende Gedanken (z. B. Angst, jemanden zu verletzen, etwas zu vergessen) – oft verbunden mit hoher innerer Anspannung und Kontrollverhalten.

**Wie hilft Hypnose?**
Hypnose hilft, innere Sicherheit aufzubauen und zwanghafte Kontrollmechanismen loszulassen. In Trance werden emotionale Auslöser erkundet, stressreduzierende Techniken etabliert und alternative Denkstrategien verankert. Suggestionen wie „Ich vertraue meiner Wahrnehmung und lasse los" fördern Gelassenheit und Freiheit im Denken.

## 100. Zwänge (begleitend zur Therapie)

**Was ist das?**
Wiederholte, ritualisierte Handlungen (z. B. Händewaschen, Kontrollieren), die zur Reduktion innerer Angst durchgeführt werden – oft stark beeinträchtigend im Alltag.

**Wie hilft Hypnose?**
Hypnose kann begleitend zur Verhaltenstherapie eingesetzt werden, um die emotionale Wurzel des Zwangs zu bearbeiten. In Trance kann das zugrundeliegende Gefühl (z. B. Angst, Schuld, Kontrollverlust)

bewusst gemacht und transformiert werden. Suggestionen fördern Sicherheit, inneres Vertrauen und neue Handlungsmöglichkeiten.

Diese Liste ist lediglich eine Auswahl der Anwendungsmöglichkeiten und erhebt keinen Anspruch auf Vollständigkeit.

## Schlusswort

Hypnose ist ein mächtiges Werkzeug zur Selbstveränderung. Sie ermöglicht uns, unser Unterbewusstsein gezielt zu nutzen, um Ängste und andere belastende Emotionen zu überwinden, Selbstbewusstsein zu stärken und unsere Lebensqualität zu verbessern.

Die Reise ins Unterbewusstsein ist ein fortlaufender Prozess – je öfter du Hypnose praktizierst, desto wirkungsvoller wird sie. Wichtig ist, mit einer offenen und entspannten Haltung an das Thema heranzugehen und mit kleinen Schritten zu beginnen.

**Möchtest du professionelle Hilfe, um die Macht der Hypnose in dein Leben zu integrieren?** Dann setze dich mit der Person in Verbindung, die dir dieses Buch gegeben hat oder wende dich direkt an den Berufsverband der Hypnosetherapeuten e.V. unter:

https://www.hypnoseverband.com

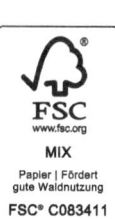

Zeitfracht Medien GmbH
Ferdinand-Jühlke-Straße 7
99095 Erfurt, Deutschland
produktsicherheit@kolibri360.de